# NOTICE



SUR

# LES SECOURS AUX BLESSÉS

DU

## CHAMP DE BATAILLE

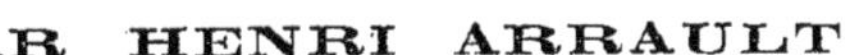

## PAR HENRI ARRAULT

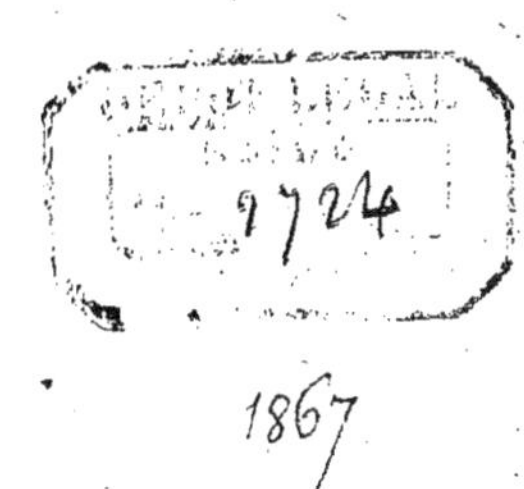

Secrétaire de la Commission d'hygiène publique
et de Salubrité de Paris (18e arrond.).

Auteur de la Médecine domestique des pays chauds,
des Tableaux synoptiques d'Hygiène, Médecine, Chirurgie, Pharmacie et Toxicologie,
à l'usage des Capitaines au long cours, du Cultivateur vétérinaire,
Des Tableaux synoptiques d'Hygiène et de secours à l'usage des familles et des écoles.

---

L'organisation des secours aux blessés, sur le champ de bataille, a de tout temps préoccupé l'autorité militaire ; mais, depuis la guerre d'Italie, cette question est, pour ainsi dire, tombée dans le domaine public, et la formation des comités spéciaux dans tous les pays a donné un élan nouveau aux efforts déjà tentés (1). Aujourd'hui donc, plus que jamais, c'est un strict devoir pour chacun

(1) Par la neutralisation des ambulances, le Congrès de Genève a rendu le plus bel hommage à *l'idée du ménagement et du respect de la souffrance humaine.*

La neutralisation des ambulances est une idée française que nous avons développée dans une brochure publiée en 1861, et dont nous avons, avec un légitime orgueil, revendiqué la priorité qu'un étranger s'était attribuée, mais qui, du reste, à cette heure, ne nous est plus contestée.

A ce sujet, j'ai reçu de M. le comte Serrurier et M. le comte de Breda des preuves d'intérêt qui m'ont profondément touché : je prie ces honorables secrétaires du comité français de la *Société de secours aux blessés militaires*, de recevoir ici l'hommage de ma vive reconnaissance et de mon respectueux dévouement.

d'apporter à cette œuvre d'humanité le concours de son expérience ou de son imagination.

Dans l'ordre des faits, comme dans l'ordre moral, le grand ennemi de toute organisation, c'est la confusion, qui engendre le désordre ; et pour arriver à disposer convenablement les moyens efficaces, il faut d'abord avoir une connaissance raisonnée du but à atteindre.

Dans une notice que nous avons publiée en 1861 sur le perfectionnement du matériel des ambulances volantes et dont M. le baron Larrey nous a fait l'honneur d'accepter la dédicace, nous disions :

Le programme à suivre pour construire et organiser les ambulances volantes d'une armée, nous semble être celui-ci :

« Chercher, par une grande promptitude dans les se-
« cours, le moyen d'abréger les souffrances des blessés
« et de leur sauver souvent la vie. »

Or, pour atteindre ce but, il faut :

1° Donner aux ambulances une forme légère qui permette, suivant l'expression de Larrey, *de leur faire suivre tous les mouvements de l'armée;*

2° *Rendre visibles* tous les objets qu'elles renferment et les placer à la portée de la main du chirurgien ;

3° Ne laisser dans ces ambulances aucune place perdue : y introduire surtout la plus grande quantité possible de charpie et de linge, en ayant soin de les *comprimer;*

4° N'y mettre que les objets de secours et les instruments strictement nécessaires au bien du service.

C'est sur ces données que nous avons établi le matériel des ambulances volantes, dont nous allons donner une description succincte.

Les secours à donner aux blessés, sur le champ de bataille, comprennent trois phases bien distinctes :

1° Le premier pansement, fait sur le terrain par le médecin du corps ;

2° Le transport à l'ambulance ;

3° Le pansement ou l'opération nécessaire, à l'ambulance.

L'amélioration des moyens employés dans ces deux premières phases est, à notre avis, la question la plus urgente, l'organisation de l'ambulance étant, relativement, beaucoup plus complète.

Examinons donc d'abord quelles sont les nécessités du premier pansement, sur le terrain.

M. le docteur *Legouest*, professeur au *Val-de-Grâce*, a résumé ainsi les attributions du médecin dans ces circonstances : « Ils se borneront à remplir les indications « les plus urgentes, telles que : arrêter une hémorrhagie « par la compression ou le tamponnement ; achever l'a- « blation d'un membre presque détaché du corps ; fermer « une plaie pénétrante ; *immobiliser momentanément un* « *membre fracturé* ; faire charger avec précaution, sur les « brancards ou sur les cacolets, les hommes atteints de « lésions graves. »

(*Traité de chirurgie d'armée*, page 982.)

Dans ces conditions, énumérées avec tant de clarté,

que faut-il au médecin, à l'instant, sans lenteurs, et en quantité suffisante?

Du linge, de la charpie, des bandes et des attelles.

Tels sont du moins les objets de nécessité première que doit contenir en abondance le sac régimentaire, *vade-mecum* du chirurgien. Et c'est en vue de ces approvisionnements indispensables qu'il faut retrancher de ce sac les inutilités encombrantes dont il est aujourd'hui rempli.

Citons en première ligne les instruments à amputation qui ne peuvent trouver leur emploi dans aucune circonstance urgente, ce que M. le professeur Legouest a exprimé, avec toute autorité, dans le livre déjà cité, lorsqu'il recommande aux médecins de s'abstenir d'opérations sur le terrain : « Ils ne pourraient le faire sans imprudence, dit-il, et sans s'exposer à les laisser inachevées. » (Même page.)

Joignons à cela la seringue, la sonde œsophagienne, le réchaud à esprit-de-vin, la cire jaune, le chloroforme, dont la place est plutôt dans les cantines d'ambulance, en raison des circonstances où elles peuvent servir. Il faut pourvoir, pensons-nous, d'abord aux éventualités *certaines*, et rejeter en seconde ligne les besoins *possibles*.

## SAC CHIRURGICAL.

Le nouveau sac d'ambulance que nous venons d'établir est amenagé d'après ces principes, et l'énumération des objets qu'il renferme suffira pour faire saisir son utilité et son but. En fait de linge, il contient :

Charpie comprimée (1), 1 kilog. (au lieu de 250 gr., que contient le sac régimentaire).

Bandes, 32 (au lieu de 16, *id.*).

Compresses, 54 (au lieu de 21, *id.*).

Un bandage de corps.

2 écharpes (au lieu de 0, *id.*).

Coton cardé, 150 gr.

Agaric, 100 gr. (au lieu de 50, *id.*).

Ruban de fil, aiguilles, épingles, fil à coudre, cire, bouchons, crayon, papier, éponges, etc., *id.*

En liquides médicamenteux :

Ammoniaque, 60 gr. (au lieu de 30, *id.*).

Alcool camphré, 60 gr., *id.*

Extrait de saturne, 60 gr. ⎫ substitués au laudanum, à
Perchlorure de fer, 60 — ⎬ l'éther et à l'huile introduits
Vinaigre de vin, 60 — ⎭ dans le sac régimentaire.

10 mètres de toile adhésive hémostatique, au lieu d'un mètre de toile adhésive et d'un mètre de diachylum, dont

---

(1) Dans une lettre que j'avais l'honneur d'écrire, en 1839, à M. le Ministre de la guerre, en lui envoyant un modèle de sac chirurgical, se trouve le passage suivant :

« La charpie est faite communément avec des vieux draps d'hôpitaux : pour débarrasser *entièrement* ces draps des matières animales dont ils se sont imprégnés, il faudrait, avant de les réduire en charpie, les immerger pendant au moins vingt-quatre heures dans de l'eau saturée de chlore : on ne le fait jamais, on se contente de les lessiver.

« Aussi arrive-t-il que, sous l'influence d'un air chaud et humide, les matières animales qui ont résisté à l'action de la lessive se décomposent et communiquent à la charpie une odeur désagréable, parfois infecte. . . Et dans cet état, son emploi dans certaines blessures ne pourrait-il pas donner lieu à des accidents graves ? »

En introduisant dans les ambulances la charpie *comprimée* on évitera cet inconvénient, car étant ainsi soustraite à l'action décomposante de l'air, elle ne contractera aucune mauvaise odeur ; et en la comprimant il y aura encore cet avantage d'en faire entrer dans les ambulances une quantité deux fois plus grande.

chacun connaît les inconvénients et la malpropreté : cette toile, aussi adhérente que le sparadrap, s'emploie, en l'humectant, de la même manière que le taffetas d'Angleterre : elle est préparée avec une dissolution éthérée de myrrhe et d'aloès, et de l'eau gélatineuse dont elle reçoit plusieurs couches alternatives.

En instruments, ce sac contient :

2 bistouris forts,
1 pince forte,
1 pince à artères,
2 tourniquets compresseurs (au lieu d'un).
1 paire de ciseaux forts,
2 aiguilles à suture,
1 coupe-botte.
1 lampe à esprit-de-vin.

C'est là, croyons-nous, tout le nécessaire ; ces instruments, de dimensions supérieures à celles des instruments de la trousse portative, suffisent à remplir les indications que nous avons citées. Nous y ajoutons un outil nouveau et très-utile, dont le nom explique suffisamment l'usage : c'est un *coupe-botte*.

## SACOCHES CHIRURGICALES POUR LA CAVALERIE.

Ces sacoches renferment les mêmes quantités de médicaments, de linges à pansements, d'instruments, etc., que contient notre sac chirurgical. Comme dans le sac, tous les objets sont placés sous la main du chirurgien, et dans les meilleures conditions de conservation possible.

La lampe que nous y avons introduite ainsi que dans le

sac, et à l'aide de laquelle on peut en quelques minutes avoir de l'eau à 50 degrés, nous paraît devoir rendre d'utiles services dans un cas de blessures où un bandage durci par du sang coagulé a besoin d'être changé : avec de l'eau chaude, ce bandage, promptement ramolli, sera défait sans souffrance aucune pour le blessé.

## CANTINE DE CHIRURGIE RÉGLEMENTAIRE.

Nous l'avons dit il y a longtemps, le bois et le fer employés dans la confection des cantines officielles nous semblent de mauvais ingrédients : en leur substituant l'osier et le cuir nous pensons avoir introduit dans leur construction des améliorations facilement appréciables :

1° Nous les avons rendues *plus solides* par cette raison bien simple que si l'on peut briser ce qui résiste, il est, sinon impossible, du moins très-difficile de briser ce qui ploie ;

2° Nous les avons faites *beaucoup plus légères* ;

3° Nous les avons rendues plus utiles, d'abord en y faisant entrer, sous un même volume, un *tiers* de plus de ressources à pansements que n'en renferment les cantines officielles, et ensuite en économisant le temps du chirurgien sous l'œil et la main duquel sont placés tous les objets qu'elles renferment.

Voici le contenu de nos cantines chirurgicales :

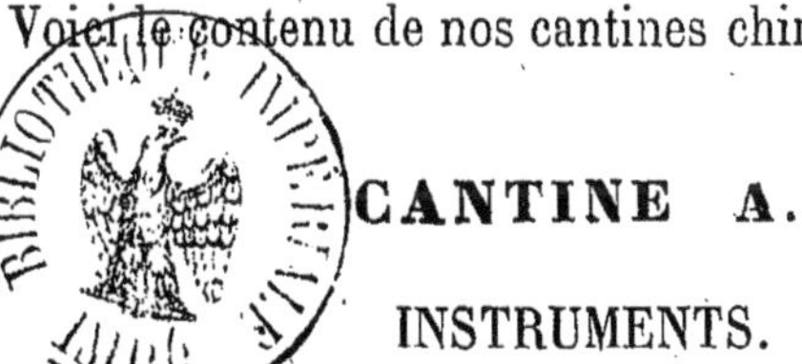

## CANTINE A.

### INSTRUMENTS.

Une boîte en noyer, à coins en cuivre, contenant :

1 scie à amputation avec 2 lames de rechange.

7 bistouris.

1 pince à esquilles.

1 pince à artères.

1 — tire-balles.

1 paire de ciseaux.

12 lancettes dans deux lancetiers.

12 aiguilles à sutures assorties.

2 compresseurs.

2 dés à coudre.

1 sonde œsophagienne en gomme.

3 sondes ordinaires.

3 bougies.

Tous ces instruments sont faits sur les modèles de la guerre.

## LINGES A PANSEMENTS.

7 kilog. de charpie *comprimée*.

7 kilog. de linge de corps et de compresses, comprimé, moitié en toile de coton, moitié en toile de fil.

250 bandes de linge en toile et en calicot, de 3 mètres sur 3 et 5 centimètres.

500 grammes d'agaric.

250 — coton cardé.

## OBJETS DIVERS.

25 vases en fer-blanc emboîtés les uns dans les autres, pesant ensemble 1 k. 450 et n'occupant dans les cantines qu'une place de 13 centimètres sur 7. Cette disposition particulière des vases qui permet d'en

mettre une aussi grande quantité dans un si petit espace ne sera pas une des moindres utilités de ces cantines.

1 lampe (voir sac chirurgical, pour la description de cette lampe et son utilité).

3 pièces de rubans.

12 bougies.

Morceau de cire pour cirer le fil.

2 crayons.

24 bouchons de rechange.

20 attelles articulées simples.

20 — articulées composées pour fractures de cuisses, bras, etc.

6 éponges fines.

2 écheveaux de fil ciré.

6 — de fil.

2 ventouses.

1 seringue.

1 mesure graduée pour doser les liquides.

2 spatules en bois.

2 bougeoirs,

1000 épingles.

12 aiguilles à coudre.

1 tire-bouchon.

## MÉDICAMENTS.

250 paquets de 2 décig. de sulfate de quinine.

250 — 1 — d'émétique.

60 bandes de toile hémostatique de 1 mèt. sur 5 c.

125 gr. de laudanum en 2 flacons en verre.

125 — ammoniaque en 2 flacons en verre.

125 — éther sulfurique en 2 flacons.

150 — chloroforme.

1'

900 gr. d'alcool camphré en 2 flacons.
500 — vinaigre acétique.
500 — extrait de saturne.
600 — perchlorure de fer.

## CANTINE B.

Elle renferme exactement les mêmes objets que la cantine A.

*Nota.* — Les cases de ces deux cantines, *qui à elles deux renferment des ressources à pansements pour 450 blessés,* sont de la même dimension, de sorte que les flacons de la cantine A pourront au besoin être substitués à ceux de la cantine B, ce qui permettra de rétablir l'équilibre entre elles en faisant une égale répartition des flacons pleins et vides.

*Dimension.* — Larg. 58 c., haut. 55 c., épaiss. 32 c.

*Poids* des 2 cantines complètes, 90 kilog.

## CANTINES VÉTÉRINAIRES.

Comme les cantines chirurgicales, ces cantines sont construites avec l'osier et le cuir de vache.

Leur solidité est connue de MM. les vétérinaires de l'armée, où elles sont en usage depuis 15 années.

Aux objets désignés par la commission d'hygiène attachée au ministère de la guerre pour la composition de ces cantines, j'ai ajouté une lampe à laquelle sont soudées quatre têtes de compas pour recevoir un vase de la contenance de deux litres d'eau. Cette lampe, avec laquelle on peut obtenir en quelques minutes de l'eau à 40

degrés, peut être utile dans les marches en été, époque
de l'année où sont fréquentes les tranchées, les conges-
tions, etc., accidents contre lesquels un lavement est souvent très-efficace.

*Nota.* — Cette lampe est disposée de telle sorte qu'elle
peut être utilisée, soit avec de l'alcool ou de l'huile, soit
avec une bougie.

## ATTELLE ARTICULÉE.

Mais ce qui doit constituer une véritable innovation
dans notre matériel d'ambulance, c'est l'ATTELLE ARTICULÉE
que nous soumettons à l'examen des juges compétents.

Ce système de bandage réunit toutes les conditions de
l'appareil provisoire le plus complet ; il se moule exactement sur le membre fracturé, l'enveloppe, le soustrait
aux chocs et aux secousses ; il est d'une simplicité extrême,
et, circonstance la plus précieuse, il s'applique instanta-
nément, au moyen d'une simple bande ou d'un ruban.

En maintenant le membre facturé immobile et dans
une position horizontale, ces attelles doivent éviter au
blessé ces déchirements douloureux produits par le bal-
lottement du membre fracturé pendant son transport à
l'ambulance, puis rendre plus facile la réduction de la
fracture, en prévenant le gonflement.

Nous abordons à présent la seconde phase des secours
nécessaires aux blessés, c'est-à-dire le transport à l'ambulance.

« On ne saurait trop le répéter, a dit *Percy*, le premier
« secours, la première consolation que doit recevoir un
« blessé, c'est d'être enlevé promptement et commodé-

« ment, ce qui ne pourra s'effectuer qu'autant qu'il y aura
« derrière lui de bons brancards pour le recevoir, et des
« hommes bien exercés pour les porter. »

*M. Legouest,* — que l'on ne saurait trop citer, parce
que, indépendamment du mérite de son livre, ses idées
sont les plus récentes à ce sujet, — M. Legouest dit
(page 984) :

« L'enlèvement des blessés du champ de bataille et
« leur transport à l'ambulance sont la partie la plus dé-
« fectueuse du service de santé en campagne. »

Comment donc arriver à contenter des vœux exprimés
avec tant de compétence ?

C'est ce qu'il convient d'examiner, en commençant par
l'étude de ce qui existe, avec ses avantages et ses inconvénients.

Ce service est aujourd'hui exécuté presque uniquement
au moyen des cacolets et des brancards : car les voitures
du train arrivent difficilement sur le terrain, et elles ont
surtout l'inconvénient de réactions trop dures pour les
blessés.

Le *cacolet* offre l'avantage d'un transport plus doux ;
mais il exige un nombre assez grand d'hommes et de
bêtes ; il a, de plus, contre lui les difficultés énormes du
chargement et du déchargement, opérations pénibles,
souvent dangereuses pour les blessés, lorsque le mulet ne
présente pas toute la docilité désirable. Le temps perdu
dans cette opération et le nombre d'aides qu'elle réclame
ne permettent pas encore de considérer le cacolet comme
un idéal.

Le *brancard*, au contraire, est, de tous les moyens connus, le plus commode, parce qu'il est aussi le plus intelligent ; mais il a cet énorme inconvénient de demander un trop grand nombre de bras.

D'après les calculs faits par le M. sous-intendant militaire *de Préval*, délégué du Gouvernement français à la conférence de Genève, il ne faut pas moins de quatre hommes pour transporter quatre blessés, en douze heures, à un kilomètre du champ de bataille !

Ainsi, pour les vingt mille blessés de *Solferino*, il aurait fallu vingt mille porteurs, — tout un corps d'armée !

En présence de telles données, le but d'une recherche, entreprise pour aboutir à un perfectionnement, doit donc être d'écarter les inconvénients de chaque système ; c'est-à-dire de conserver la commodité du brancard, en lui donnant la mobilité et la rapidité d'action, plus l'économie de bras, réalisées par le cacolet.

Or, si nous ne nous abusons pas, c'est là ce qu'on doit obtenir, dans les conditions les plus avantageuses, par le BRANCARD ROULANT, que nous venons de fabriquer.

Quelques mots d'explication donneront une idée exacte du nouveau mode de transport, et répondront en même temps aux objections.

Le brancard, de forme et de dimension ordinaires, peut être utilisé seul. Monté, il s'adapte à deux roues légères, au moyen d'un système d'articulation fort simple, qui le maintient à une certaine distance de l'essieu. Deux clavettes suffisent à opérer la jonction.

Le tout est construit dans les conditions de légèreté et de solidité désirables, et dans des dimensions exactement uniformes, afin que l'assemblage puisse se faire sans hésitation et sans choix. Deux pieds mobiles, sous la main même du porteur, permettent de placer l'appareil dans la position horizontale, soit pour y déposer le blessé, soit pour un temps d'arrêt nécessaire. Les conditions de confortable et de célérité sont donc des plus complètes.

Quant aux avantages, à peine est-il besoin de les énumérer.

Le *brancard roulant* se substitue aux cacolets et aux brancards actuels avec une économie de bras et de bêtes vraiment considérable. Un seul homme, poussant devant lui son brancard, fera la besogne de quatre porteurs, pour le moins, c'est-à-dire que cinq hommes remplaceront, avec plus de bien-être pour les blessés, soit vingt ou vingt-quatre porteurs, soit deux mulets et un soldat du train.

L'économie, en bras, est de 75 pour 100 dans le premier cas ; elle est d'autant, pour le moins, dans le second cas, connaissant les prix de revient et la difficulté de les entretenir en campagne.

Une objection, cependant, nous a longtemps arrêté. Que fera ce porteur, seul avec son blessé, devant un ruisseau ou quelqu'un de ces obstacles que franchissent aisément les mulets ? Mais la réponse est facile. — Il suffit, en effet, de faire marcher de conserve deux des nouveaux brancards, et, en cas de besoin, les deux hommes se prêteront un mutuel concours. L'appareil tout entier est tellement léger, qu'il ne sera pas besoin de lui faire abandonner ses roues, et qu'il passera facilement partout où serait passé le brancard à quatre porteurs.

Voici l'opinion de Percy sur l'utilité du brancard et d'un service bien organisé de brancardiers :

DESPOTATS OU INFIRMIERS MILITAIRES, char-
gés jadis d'enlever les blessés du champ de bataille (1).
— Le premier besoin du soldat blessé dans le combat,
c'est d'être retiré de la mêlée et transporté dans un lieu
où il puisse recevoir sans retard les secours qu'exige sa
blessure.

Chez les Grecs on le plaçait sur un char, sur un bou-
clier ou sur des lances ; les Celtes le mettaient derrière
leurs chevaux, les Francs sur leurs pavois, les Romains
entre leurs bras disposés en forme d'hémicycle ; on voit
par la variété de ce moyen que le salut des blessés dé-
pendait de l'industrie courageuse de leurs compagnons.

Mais ce n'est que vers la fin du ixe siècle, sous l'empereur Léon VI, qu'on trouve des traces évidentes d'une institution spéciale pour cet objet. Dans les armées de ce
prince on désignait, en entrant en campagne, huit ou dix
hommes par cohorte choisis parmi les soldats les plus
agiles, et quelquefois aussi parmi les hommes qui parais-
saient le moins propres au service militaire.

Ils n'étaient pas armés ; ils marchaient à cent pas derrière leur cohorte respective ; leur devoir était d'emmener
les blessés. On leur donnait une rétribution pour chaque
guerrier qu'ils avaient sauvé ; il leur était enjoint d'avoir
toujours sur eux un vase rempli d'eau afin d'apaiser la
soif et de remédier aux défaillances que produisent ordi-
nairement les grandes blessures.

Tels furent les despotats.

L'empereur Léon VI, dans toutes ses instructions à ses
généraux, recommandait expressément d'avoir de ces

_______________

(1) *Dictionnaire des sciences médicales*, article *Despotats*, par Percy.

hommes secourables, « car rien, disait-il, n'était plus digne de leur vigilance et de leur sollicitude que les vaillants guerriers dont le sang coule pour Dieu, le Prince et la Patrie. »

L'usage du despotat, qui devait avoir été connu avant Léon VI, paraît ne pas s'être soutenu après lui.

Depuis la découverte des armes à feu, la fréquence des mutilations et des fractures fut bien plus grande que lorsque les combats avaient lieu à l'arme blanche. Dans les siècles derniers, on n'avait rien prévu ni rien établi pour retirer les blessés du champ de bataille. Ce n'est que dans les armées plus modernes qu'on a désigné quelques soldats pour porter le linge et les instruments propres à donner les secours les plus urgents. Mais, avant tout, il faut relever les blessés, et on a longtemps reproché aux ambulances dites volantes de manquer de cette ressource. Ce n'est pas assez qu'il y ait des chirurgiens tout prêts à panser les blessés, il faut encore qu'on les leur apporte à une certaine distance de la ligne, et on n'a mis personne en état de rendre ce service touchant et si essentiel : ce sont toujours les soldats combattants qui le rendent à leurs camarades, en les portant péniblement sur des fusils, dans un manteau ou sur une planche, et l'on sait à combien d'inconvénients cette nécessité donne lieu : le soldat quitte souvent son rang, et la ligne se trouve affaiblie par son absence.

« Tant qu'on eut à l'une de nos armées les chars de chirurgie imités de ceux de l'artillerie légère, sur lesquels l'art de conserver la vie disputait de vitesse et d'activité avec celui de la détruire, on ne vit pas de soldats blessés rapportés par les soldats : des infirmiers militaires, qui avaient aussi place sur la bienfaisante voiture, allaient les relever au milieu du feu, et les chargeaient habilement sur des brancards, sans qu'aucun soldat quittât son poste pour les aider et les accompagner. En discontinuant l'usage des corps mobiles de chirurgie (c'est ainsi qu'on appelait ce modèle d'ambulance de bataille) on aurait dû au moins conserver celui des infirmiers porteurs de brancards et songer à en attacher un certain nombre aux compagnies de soldats d'ambulance. »

Percy était profondément pénétré des services que pourrait rendre à une armée un corps bien organisé de soldats infirmiers : voulant faire jouir de ce bienfait le corps d'armée dont il était le chirurgien en chef, il prit sur lui de créer une compagnie modèle de ces utiles soldats.

Voici comment Percy raconte l'origine de son institution et les obstacles qu'elle rencontra à sa naissance :

« Fatigué, dit le grand chirurgien (1), des désordres sans cesse renaissants causés par cet assemblage dégoûtant d'infirmiers faméliques et vagabonds, rebuté par l'inutilité de mes réclamations, navré de douleur de voir mourir sur les champs de bataille un si grand nombre de soldats auxquels on aurait sauvé la vie et conservé les membres à l'aide d'un mode de transport commode et bien organisé (2), ayant vu d'autre part qu'il fallait avoir *lé plus*

---

(1) Laurent, *Vie de Percy.*

(2) La même pensée se trouve à la page 57 des *Mémoires et Campagnes.*

« Les règlements militaires, dit Larrey, portaient que les ambulances se tiendraient constamment à une lieue de l'armée. On laissait les blessés sur le champ de bataille jusqu'après le combat, puis on les réu-

*près possible des lignes de bataille, des hommes uniquement destinés à relever les blessés plutôt que de laisser ce soin au soldat qui trop souvent saisit cette occasion pour quitter son rang*, je pris sur moi d'organiser un corps régulier de soldats infirmiers, auxquels je donnai le nom de *compagnies de brancardiers*..

« Je choisis parmi *les plus courageux, les plus forts* et *les plus adroits*, une centaine de soldats : je les fis habiller, et aussitôt qu'ils furent complétement équipés, je les mis en activité : bientôt le service des blessés et des malades, auparavant si négligé et si abandonné, changea de face.

« Chacun applaudit à mon institution, ajoute Percy : je rendis compte à l'autorité des succès obtenus, des services rendus, et, de Madrid où j'étais, j'envoyai comme échantillon, à Paris, une escouade de cette troupe nouvelle, que j'avais habillée et équipée *sans qu'il en coûtât un centime au gouvernement.*

« Mais, au lieu de me voir remercier, je fus blâmé ! Mon bataillon eut l'ordre de retourner bien vite à Madrid, et fut dissous : heureusement il avait assez duré *pour ouvrir les yeux* au chef de l'État, et mon projet, que des événements politiques firent ajourner, fut définitivement adopté par un décret de 1813. »

---

nissait dans un local favorable où l'ambulance se rendait aussi promptement qu'il était possible : mais la quantité d'équipages interposés entre elle et l'armée, et beaucoup d'autres difficultés la retardaient au point qu'elle n'arrivait jamais avant vingt-quatre heures, en sorte que les blessés périssaient faute de secours.

« La prise de Spire nous en ayant donné un assez grand nombre, j'eus la douleur d'en voir mourir plusieurs, victimes de cet inconvénient : *ce qui me donna l'idée d'établir une nouvelle ambulance qui fût en état de porter de prompts secours* sur le champ de bataille même. »

*Percy* a donné sur son institution des renseignements qu'il est utile de consigner ici :

« Les compagnies de brancardiers, dit le grand chirurgien (1), doivent être composées d'hommes d'élite, réunissant au courage la force et l'adresse ; car on a besoin d'une certaine habitude pour remuer un blessé, pour le charger sur un brancard et pour le transporter : c'est moins encore par la force que par l'adresse qu'on y réussit, et celle-ci ne s'acquiert que par l'exercice.

« Des porteurs de brancards, en marchant à pas inégaux, secouent douloureusement le blessé : et si ces hommes le jettent brusquement sur le brancard, au lieu de l'y déposer avec douceur, quelles secousses !... quels déchirements l'infortuné n'éprouvera-t-il pas !...

« Mais c'est bien pis encore quand on est réduit à l'asseoir en travers sur des fusils, ou à le soulever par ses vêtements pour le porter vers l'ambulance.

« Combien de fois, s'écrie Percy le cœur navré, combien de fois n'ai-je pas vu des officiers et des soldats rapportés de cette manière, quelquefois à une demi-lieue de l'endroit où ils étaient tombés !...

« Et, il faut l'avouer, sans ce surcroît de malheurs, un grand nombre de braves militaires eussent conservé leur membre et leur vie même !

« On ne saurait donc trop le répéter : la première consolation et le premier secours que doit recevoir un blessé, *c'est d'être enlevé promptement et commodément.* »

(1) Ouvrage cité

Notre brancard roulant doit réaliser l'idée du grand chirurgien.

L'institution de *Percy* fut détruite par la Restauration ; mais grâce au zèle du Comité de la société de secours aux blessés militaires, grâce surtout au dévouement infatigable de M. le comte Félix de Bréda, l'un de ses honorables secrétaires, l'armée va voir bientôt revivre au milieu d'elle cette précieuse institution des *Percy* et des *Larrey,* ces consolateurs et ces pères du soldat.

L'honorable comte de Bréda est chargé par le Comité d'organiser un corps d'hospitaliers militaires, et il apporte à l'achèvement de cette œuvre philanthropique toute l'énergie qui peut se trouver dans le cœur d'un homme de bien.

## FOURGON DES BLESSÉS.

Nous laisserons aux personnes plus compétentes que nous le soin de décider si, par nos lits-hamacs suspendus, nous avons amélioré le transport des blessés.

## FOURGON A DEUX ROUES POUR LE TRANSPORT DES AMBULANCES VOLANTES.

Ce fourgon n'est autre que ce léger et solide fourgon Larrey, dont l'illustre chirurgien nous a laissé le dessin dans ses Mémoires, et qu'on a eu la malheureuse idée de supprimer pour le remplacer par ce lourd et informe fourgon à quatre roues, que le plus léger accident de terrain arrête et qui ne peut suivre une armée pour peu que la marche de celle-ci soit rapide, *comme cela est arrivé à Solferino.*

Mais, quoique léger, il peut cependant arriver que ce fourgon soit lui-même arrêté par des obstacles infranchissables : en prévision de ces accidents, on place dans ce fourgon des ambulances volantes, telles que *sacs, sacoches, cantines*, renfermant toutes les ressources à pansements, *non éparpillées* comme elles le sont dans les fourgons régimentaires, *mais réunies ensemble* : de cette manière et dans le cas dont nous parlons, un sac, une sacoche, une paire de cantines, peuvent être facilement et en quelques minutes retirés du fourgon, puis rapidement portés là où le besoin s'en fait sentir ; le chirurgien n'a plus alors à craindre ces déceptions sur lesquelles il a eu plus d'une fois à gémir, car il peut avoir ainsi à sa disposition et promptement tout ce dont il peut avoir besoin.

Ce fourgon peut contenir :

10 paires de cantines ; chaque paire de cantine renfermant des ressources pour 450 pansements : soit pour 4,500 pansements dans les 10 paires de cantines,

ou bien :

144 sacs d'ambulances ; chaque sac renfermant des ressources pour 30 pansements : soit pour 4,300,

ou bien :

120 paires de sacoches ; chaque paire de sacoches renfermant des ressources pour 30 pansements : soit pour 3,600.

Ce fourgon est armé d'une hampe, disposée pour

recevoir, le jour, le *drapeau blanc à la croix rouge* qui est le drapeau international des sociétés de secours aux blessés, et la nuit, un phare pour indiquer le lieu où il se trouve.

⸺ o ⸺

Donner aux fourgons d'ambulance une forme solide et légère, qui permette de leur faire suivre tous les mouvements d'une armée, malgré la précipitation des marches ou des accidents de terrain ;

Mettre dans ces fourgons des ambulances portatives, où se trouvent réunies toutes les ressources des pansements, au lieu de tenir ces ressources divisées comme elles le sont dans les fourgons régimentaires !

Disposer ces ambulances portatives de telle sorte qu'elles puissent être en tous lieux facilement transportables ; les agencer de façon que le chirurgien puisse voir et prendre, sans perdre du temps, le linge, le médicament, l'instrument dont il peut avoir besoin ;

Créer pour les blessés un mode de transport qui puisse diminuer leurs souffrances et prévenir les nécessités de certaines opérations !

Améliorer, en un mot, ce qui existe et mettre entre les mains du corps de santé militaire des instruments de salut meilleurs que ceux qu'il possède !... Telle est la pensée qui nous a été inspirée par la lecture des œuvres de Percy et de Larrey, ces deux providences de l'ancienne armée ! Cette pensée, nous avons cherché à la réaliser en créant notre matériel d'ambulances. Si nous n'avons pas complétement atteint le but que nous nous sommes proposé, nous dirons, sans immodestie, que nos ambulances peuvent rendre des services que nous n'hésitons pas à déclarer impossibles avec les ambulances officielles.

Nous livrons sans crainte cette opinion personnelle au contrôle éclairé des personnes qui regardent le service de santé de l'armée comme la plus précieuse des institutions.

Si, par l'emploi de ces moyens appropriés, les accidents du transport venaient à diminuer, et, en même temps qu'eux, le nombre des mutilations indispensables, un tel résultat suffirait à démontrer l'intérêt que chacun, en France, attache au sort du soldat blessé sous le drapeau.

Henri ARRAULT.

Rue Lepic, 11.

Paris. — Imprimerie de Cosse et J. Dumaine, rue Christine, 2.